NOUVELLES
OBSERVATIONS

Sur les Eaux Minérales de Saint-Pol, pour justifier leurs propriétés, par M. Piot, Conseiller du Roi, Médecin Ordinaire de Sa Majesté pour les Analyses.

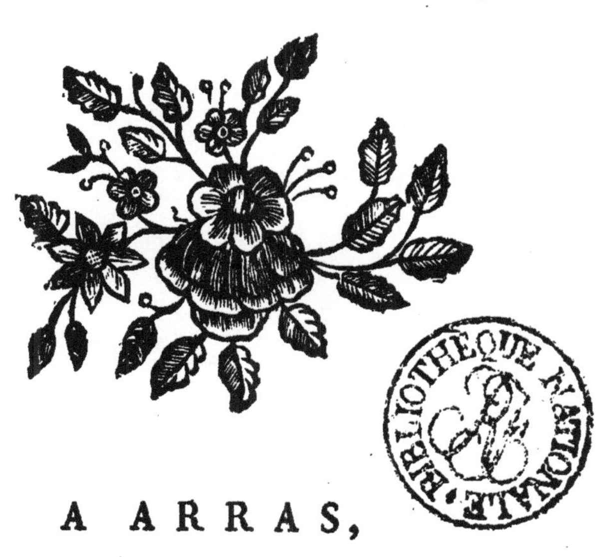

A ARRAS,

Chez **Michel Nicolas**, Imprimeur du Roi, rue Saint Géry. 1781.

NOUVELLES
OBSERVATIONS

Sur les Eaux Minérales de Saint-Pol, pour justifier leurs propriétés, par M. PIOT, Conseiller du Roi, Médecin Ordinaire de SA MAJESTÉ, pour les Analyses.

Ous les remédes sont excellens par eux-mêmes ; appliqués mal-à-propos , ils font autant de mal , qu'ils procurent de bien , quand ils font administrés par un Médecin éclairé & praticien : mais on ne banira pas , par exemple , la manne de la pharmacie , parce qu'elle aura fait beaucoup de mal dans un estomac rempli de glaires.

Nous avons prévenu le public, dans nos Observations analytiques , que les Eaux minérales de Saint-Pol ne pouvoient être

employées avec succès dans la cure de toutes les espéces de maladies ; nous avons
même ajouté qu'elles seroient dangereuses
& pernicieuses dans plusieurs. Il en résulte
qu'elles peuvent faire beaucoup de mal,
quand elles sont ordonnées & prises mal-
à-propos ; mais il n'en peut rien résulter
qui détruise leurs excellentes qualités.

Les Observations suivantes, que nous
avons faites avec la plus grande exactitude,
démentent l'un & l'autre.

Premiere Observation.

DARTRE VIVE.

Un jeune-homme d'un tempérament vif
& bilieux, âgé de 25 ans, étoit attaqué
depuis plusieurs années d'une Dartre vive.
Il avoit employé inutilement toutes sortes
de reméde pour la guérison de cette maladie. On lui conseilla l'usage des Eaux de
de Saint - Pol. Il vint nous consulter. En
examinant les parties du corps attaquées
par l'humeur dartreuse, nous remarquâmes
des ulcères sanieux au *scrotum*, qui faisoit
souffrir le malade nuit & jour ; il étoit tel-
lement tourmenté par la vivacité des douleurs accompagnées d'un feu dévorant,

qu'il étoit contraint, presque toutes les nuits, de se lever trois ou quatre fois, pour faire usage d'eau froide, qui le soulageoit pour un moment ; car quand l'eau commençoit à s'échauffer, les douleurs recommençoient avec la même vivacité.

Il souffroit beaucoup moins hors du lit, & il appaisoit ses douleurs en appliquant, sur la partie affectée, des feuilles de morelle macérées dans le petit lait ; il appliquoit, à la vérité, ces mêmes fomentations pendant la nuit, mais sans succès, & ce n'étoit que par des bains d'eau froide qu'il pouvoit trouver quelque soulagement.

Cette humeur se porta si violemment à la gorge, qu'il faillit en être suffoqué. Elle occasionna une esquinancie convulsive, qui lui procuroit des éternuemens fatiguans, & les boissons qu'il prenoit, remontoient par les narines comme dans une vraie esquinancie.

Nous lui ordonnâmes les gargarismes avec une forte décoction de têtes de pavot, des bains de pieds dans l'eau un peu chaude avec une dissolution de cendres gravelées. Ces accidens de la gorge diminuerent sensiblement, & l'humeur dartreuse se précipita sur les parties inférieures, & aug-

menta confidérablement fur toutes celles
qui en étoient particulierement attaquées,
telles que le *fcrotum*, l'entre-deux des cuiffes & les jambes. Celles qui fe trouvoient
répandues fur le bras & l'avant-bras aug-
menterent auffi vifiblement.

Le malade avoit pris, avant que d'arri-
ver à Saint-Pol quarante-deux bains fans
fuccès ; il prenoit pour tifanne du petit lait,
& dans l'intervalle une infufion faite à froid
d'une poignée de feuilles & tiges de fumeterre, de racines de chicorée fauvage & de
piffenlits. Il nous perfécutoit pour paffer
à l'ufage des Eaux minérales de Saint-Pol.
Nous n'ofames le lui permettre alors, parce
qu'il avoit le pouls fébrile. La fiévre étant
enfin difparue, nous lui permîmes l'ufage
des Eaux, à la dofe de quatre verres le
premier jour. Après l'ufage d'un de ces
quatre verres, qu'il prit de quart-d'heure
en quartd'heure, il fe fentit foulagé par une
prodigieufe quantité d'urines qu'il rendit,
il en prit encore trois autres verres, & il
rendit de l'urine au moins au double des
liquides qu'il avoit pris depuis le matin jufqu'à midi, heure à laquelle nous allâmes
le vifiter pour nous affurer du paffage des
Eaux.

Il continua pendant le refte de la jour-

née l'usage de l'infusion du fumeterre, &
de racines de piffenlits & de chicorée fauvage. Il fe contenta le foir d'un potage,
d'un peu de compote d'abricots & d'un
verre de tifanne. Il continua la nuit les
compreffes de morelle, qu'il ne fut obligé
d'appliquer que deux fois, & il dormit de
temps en temps affez tranquillement, parce
qu'il fentoit beaucoup moins de feu. Il fit
la feconde fomentation de morelle à mi-
nuit, & dormit enfuite jufqu'à quatre heures du matin, repos qu'il n'avoit pu fe pro-
curer depuis plus de trois mois. A fon reveil
le feu fe fit fentir avec cuiffon, mais cependant avec moins de douleurs qu'auparavant.

Le lendemain il prit fix verres d'Eau minérale. La nuit fut affez calme; il ne fut
obligé de fe lever qu'une fois pour appliquer les compreffes, & il fe rendormit
auffitôt.

Le troifiéme jour, il prit huit verres
d'Eau pefans en totalité deux livres; il fit
dans la matinée quatre felles copieufes; la
nuit fut bonne, & il fentit très-peu de feu.

Le quatriéme jour, il prit la même quantité d'eau avec le même fuccès, & il fit deux
felles un peu liquides fans tranchées. Les

ulcères fanieux du *scrotum* étoient beaucoup diminués ; ils rendoient beaucoup
moins de férofités & moins brûlantes , & ils
commençoient à fe defsécher ; dans les in-
tervales des ulcères , il fe détachoit de la
peau une matiere féche & farineufe. La
nuit fut bonne , & le malade ne fe leva
qu'une fois pour baigner le *scrotum* dans
l'eau froide.

Le malade continua l'ufage des Eaux à
la dofe de trente ou quarante onces, tous
les matins, & dans l'après-dîner il en bu-
voit quand la foif fe faifoit fentir. Il en bu-
voit même immédiatement après le repas ,
quoique nous lui euffions défendu d'en faire
ufage avant que la digeftion fut achevée.

La nuit du cinquiéme au fixiéme jour
fe paffa tranquillement , & le malade ne fe
leva qu'une fois pour baigner le *scrotum.*
Il nous avoua que la crainte de fentir ces
douleurs fe réveiller , plutôt que la douleur
même , l'avoit engagé à fe lever.

La nuit du fixiéme au feptiéme jour , il
fuivit le confeil que nous lui avions donné ,
de ne baigner le *scrotum* que dans le cas où
il fouffriroit beaucoup. Il dormit très-pai-
fiblement toute la nuit ; il fentit un peu de
feu à fon réveil , & il baigna la partie ma-

lade avec une forte infusion de fleurs de fureau faite à froid ; ce bain calma la douleur, & il prit ce jour-là la même quantité d'Eau minérale que les jours précédens.

La nuit du feptiéme au huitiéme jour, le malade eut la même tranquillité que la nuit précédente, & continua ce jour-là l'ufage des Eaux à la même dofe.

La nuit du neuviéme au dixiéme jour, il fit un orage confidérable, qui dura très-long temps. Il tomba très-peu de pluye, & l'air intérieur des appartement étoit brûlant. Le malade fouffrit beaucoup cette nuit ; il eut une fueur très-fatiguante, & qui produifit une démangeaifon infupportable, accompagnée d'un feu ardent, & il ne trouva de foulagement que dans l'ufage de l'eau froide, en fomentation.

Le lendemain, il envoya chercher dès le matin de l'Eau minérale ; il ne pouvoit étancher fa foif, & il en but dix livres ce jour-là. Sur les cinq heures du foir il fentit quelques borborigmes dans le ventre, qui furent fuivies d'une évacuation copieufe de matieres féreufes ; en même temps que les urines couloient abondamment. Et cette évacuation l'obligea à fe lever plufieurs fois pendant la nuit.

Le lendemain il se leva très-satisfait d'être délivré de ses douleurs, & il étoit d'autant plus content, qu'il ne se sentoit aucunement fatigué des évacuations fréquentes qu'il avoit eu la veille.

La nuit du dixiéme au onziéme jour fut très-bonne. Toute la peau a fariné, & a pris la forme de la peau de poule ; tous les jours il trouvoit sa chemise & ses autres vêtemens chargés d'une matiere semblable au son. Ce jour-là il but encore la même quantité d'Eau, quoique nous lui eussions ordonné d'en diminuer la dose ; mais il ne s'en trouva point incommodé, & elle passa très-aisément ; il urina beaucoup, & se sentit fortifié dans toutes les parties du corps : l'appétit, qui avoit toujours été assez bon, devint alors pour lui un besoin des plus pressans ; la digestion se faisoit très-bien, & sa santé fut très-bonne le reste du jour.

La nuit du onziéme au douziéme jour fut très-bonne ; quand nous visitâmes le malade le matin, nous le trouvâmes fort content de son état, & nous réduisîmes la dose des Eaux minérales à deux pintes par jour.

Depuis lors jusqu'au dix-huitiéme jour, le malade continua l'usage des Eaux avec

le plus grand succès ; toutes ses douleurs
se dissiperent.

Le *scrotum*, dépouillé de la sur-peau,
offroit une peau de couleur rouge-vermeile
& très-tendre : nous lui conseillâmes d'y
appliquer des compresses avec la poudre de
tan bouillie dans de gros vin, & nous y
fimes ajouter une suffisante quantité d'huile
d'œuf & d'huile de ben. Ce reméde for-
tifiant remit ces parties dans leur état na-
turel, & il paroît parfaitement guéri. Depuis trois mois qu'il a quitté l'usage des Eaux
il ne s'est ressenti d'aucune douleur, & il se
propose d'en faire encore usage au Printemps prochain, pour assurer d'autant plus
sa guérison.

II. Observation.

HYDROPISIE ANASARQUE.

Monsieur le Prieur d'Houdain, âgé de
72 ans, est arrivé à S. Pol dans le courant
du mois d'Août, par les conseils de M. Cauvet, Médecin à Béthune. Son état étoit
on ne peut pas plus fâcheux ; il éprouvoit
depuis cinq ans des accès d'asthme qui du-
roient trois, quatre & même cinq mois, &
il étoit dans cet état lorsqu'il est arrivé aux
Eaux de Saint Pol : à cette maladie s'étoit

jointe l'hydropifie anafacque; le tiffu cellu-lulaire étoit inondé d'eau. Les pieds, les jambes, les cuiffes, le ventre, le dos, les bras, les mains, la tête marquoient une bouffiffure générale ; les urines couloient en très-petite quantité. Elles étoient épaif-fes, rouges - brunes : à ces maladies fe joi-gnoit une jauniffe univerfelle ; l'eftomac ne pouvoit recevoir que des bouillons le-gers. Il étoit privé de tout defir pour les alimens. Le pouls étoit fébrile, la peau brû-lante : l'eftomac ne digéroit aucun aliment. Le lendemain de fon arrivée il prit quatre verres d'Eau de Saint - Pol, chaque verre contenant quatre onces ; il s'apperçut dès le même jour que les urines couloient plus abondamment.

Le fecond jour, il prit cinq verres d'Eau minérale ; il urina au moins un tiers de plus, en quantité comparée avec les liquides qu'il avoit pris en vingt-quatre heures, tant en Eau minérale qu'en bouillon ; il n'y eut ce jour-là aucun changement dans fon état, & il paffa la nuit fans repos.

La nuit du troifiéme au quatriéme jour fut moins fâcheufe ; il fentit beaucoup moins d'étouffement, & il dormit trois heures environ, à différentes reprifes. Les urines avoient coulé abondamment, elles

étoient moins brunes, & plus jaunes ; il prit
ce jour-là deux livres d'Eau minérale tant le
jour que la nuit.

La nuit du quatriéme au cinquiéme jour
a été encore moins fâcheuse. Ce jour - là
nous examinâmes toutes les parties du corps
qui avoient été œdématiées ; nous nous ap-
perçûmes d'une diminution réelle dans la
bouffiſſure, ſur-tout des mains & de la tête.
Le pouls étoit moins intermittent, moins
convulſif, la peau étoit humeſtée par une
douce tranſpiration, les urines avoient coulées en même quantité à peu près que les
jours précédens.

La nuit du cinquiéme au ſixiéme jour a
été aſſez bonne, il ſouffrit beaucoup
moins d'étouffement ; la reſpiration étoit
plus libre, les urines couloient abondamment & elles étoient moins char-
gées ; cependant le dégoût général pour
tous les alimens étoit toujours le même ; il
ſentoit la bouche un peu amere & beaucoup de vents, tant dans l'eſtomac que dans
les inteſtins : nous profitâmes de ces cir-
conſtances pour le purger avec une once
de ſel de ſeignette, diſſout dans un bouillon, & pour boiſſon les Eaux minérales à
l'ordinaire ; ce purgatif leger lui fit rendre
beaucoup de matiere épaiſſe dans les com-

mencemens , & enfuite beaucoup de matieres féreufes. Les urines coulerent en même tems en très-grande quantité. Sa nourri-
ture confiftoit en bouillon & croutes de
pain mitonnées dans l'eau avec un peu de
fucre & deux cuillerées de vin.

La nuit du fixiéme ou feptiéme jour fut
bonne. La refpiration fut moins gênée, &
il put dormir fans avoir la poitrine & la
tête auffi élevées que les jours précédens ;
les urines avoient coulées très - abondamment. Je le trouvai ce jour-là très - gai &
très-fatisfait de fon état. Le pouls n'étoit
plus intermittent ; il ne paroiffoit plus de
bouffiffure ni à la tête, ni aux bras, ni aux
mains ; la jauniffe étoit prefque totalement
diffipée ; le ventre & la poitrine étoient
auffi moins jaunes, les jambes & les cuiffes
étoient cependant toujours bouffies, & l'appétit ne fe faifoit pas fentir : les forces cependant ne diminuerent point , quoiqu'il
continuât le même régime.

" La nuit du feptiéme au huitiéme jour a
été très-bonne. Le malade a dormi plus
tranquillement qu'il n'avoit fait ci-devant.
Les urines coulerent abondamment ; il continua l'ufage des Eaux , l'appétit commença
à fe réveiller. Il fit ufage d'une croute de
pain trempée dans le bouillon , qu'il trouva

très-bonne: il s'eft bien porté pendant toute la journée. Il a fuivi le même régime & a uriné abondamment.

La nuit du huitiéme au neuviéme jour, le malade a été fatigué par plufieurs accès de toux. Il dormit cependant par intervale. Il attribua cette augmentation de toux au vent du Nord, qui avoit rafraîchi confidérablement le tems. Il prit à quatre heures du matin deux taffes de thé très-chaud, qui fufpendirent la toux, & lui donnerent une moëteur confidérable. Il continua l'ufage des Eaux, & paffa à des alimens plus folides. Il fit ufage du poiffon le plus leger & prit un peu de vin trempé. La toux fe réveilla fur le foir, & il prit un demi-gros de thériaque pour la calmer; cela eut l'effet qu'on en attendoit.

La nuit du neuviéme au dixiéme jour fut bonne. Il fuivit le même régime; la jauniffe fe diffipoit de jour en jour; l'appétit devenoit meilleur; il le fatisfaifoit avec goût & avec plaifir; il continua toujours l'ufage des Eaux avec fuccès: fes forces revenoient de jour en jour, la bouffiffure générale étoit difparue, fauf aux pieds & aux jambes. La toux fe réveilloit fur le foir, & il continuoit alors, fuivant notre avis, l'ufage de la thériaque.

LA nuit du dixiéme au onziéme jour fut très-bonne. Les urines couloient toujours abondamment ; la liberté du ventre se rétablissoit ; la difficulté de respirer diminuoit de jour en jour ; le pouls dèvenoit plus régulier ; les lévres, pâles auparavant, devenoient vermeilles ; toutes les fonctions se rétablissoient ; l'appétit augmentot de plus en plus. il le satisfaisoit avec prudence ; & il continuoit toujours l'usage des Eaux avec succès.

LA nuit du onziéme au douziéme jour fut bonne ; l'appétit se faisant trop sentir, il le satisfit imprudemment en mangeant des jeunes truites qu'on lui avoit envoyé de son Prieuré ; elles occasionnerent une nidigestion assez considérable : nous fîmes suspendre alors l'usage des Eaux minérales pendant trois jours. Il fut purgé ensuite & reprit l'usage des Eaux, & les continua à la même dose.

LES nuits du douziéme, du treiziéme & du quatorziéme jours furent assez fâcheuses. Le sommeil fut interrompu nombre de fois. La toux & les étouffemens avoient repris, le pouls étoit retombé dans le spasme, & il étoit intermittent. Il fut purgé le sixiéme jour. La purgation fit évacuer beaucoup de sérosités bilieuses, & beaucoup d'urines d'urines jaunâtres avec très-peu de dépôt d'une couleur tirant sur le rouge. Il prit le soir un potage leger, & avant de se coucher il prit un demi-gros de thériaque délayé dans une once de vin blanc, coupé avec autant d'eau. Nous préférons pendant l'usage des Eaux le vin blanc, même nouveau & un peu aigrelet, aux vins vieux & aux vins rouges : les premiers paroissent même seconder les bons effets des Eaux, par leur qualité plus pénétrante & plus diurétique.

La nuit du seiziéme au dix-septiéme jour fut bonne : il dormit assez tranquillement, il urina beaucoup, il eut une petite sueur le matin, pendant le jour le pouls étoit réglé; les pulsations en étoient égales. Il continua les Eaux à la même dose avec le même succès.

La nuit du dix-septiéme au dix-huitiéme jour fut bonne; le pouls étoit en très-bon état; l'appétit se réveilloit de jour en jour; il augmenta la dose des Eaux de deux verres en vingt-quatre heures.

Les nuits du dix huitiéme au dix-neuviéme, & du dix-neuviéme au vingtiéme jours furent aussi très-bonnes; la jaunisse étoit entierement dissipée, toutes les fonctions animales étoient rétablies; le ma-

B

lade continua encore les Eaux de Saint-Pol. Sa santé se rétablit de jour en jour, & il fut en état de célébrer la Messe & de faire des promenades assez longues, au grand étonnement de tout le monde. Il partit pour son Prieuré, parce que la belle saison finissoit, & se propose de revenir au Printemps recommencer l'usage des Eaux pour perfectionner la cure de sa maladie. Nous avons appris par M. Cauvet son Médecin, que sa santé se soutient.

III. Observation.

M. Cauvet, Médecin de Béthune, qui réunit à la droiture & à toutes les vertus une profonde expérience, nous adressa à S. Pol le P. *** de la Maison de l'Oratoire de Béthune. Ce Pere étoit tombé dans l'état le plus fâcheux & le plus critique par l'excès de l'étude & du travail. Une imagination vive, qui, dans le calme de la nuit, lui présentoit les plus charmantes idées, qu'il lui tardoit de coucher sur le papier, interrompoit sans cesse son repos. Ses infirmités étoient accompagnées de diabetes ; c'est-à-dire d'un écoulement excessif d'urine ; & on sçait que cette situation jette dans l'épuisement & le marasme ; tous les liquides & la substance nourriciere des alimens n'ont pas le temps de séjourner assez long-temps dans leurs vaiſſeaux, & l'application des parties nutritives, qui doivent ſervir à la répara-tion du corps, ne peut ſe faire, parce qu el-les ſont précipitées trop-tôt par les voyes urinaires.

Nos occupations nous ayant demandé dans la Capitale, le temps ne nous avoit pas permis d'examiner avec une ſcrupu-leuſe attention la ſituation du malade. Nous en confiâmes, pendant notre abſence, le ſoin à M. Locquet, dont la prudence, le zèle & les talens nous ont déterminé à lui donner toute notre confiance, pour nous ſuppléer dans le ſoin & la conduite des ma-lades qui nous ſont confiés. Nous convîm-mes, avant notre départ, d'ordonner au malade l'uſage des Eaux minérales, à la doſe de trois ou quatre verres pendant un jour ou deux ; que les deux jours expirés, on lui en auroit interdit l'uſage, & qu'on l'auroit fait paſſer à celui du lait coupé avec une forte décoction de racine de grande conſoude, en y ajoutant la gomme arabi-que & la corne de cerf, pour adoucir les ſels trop âcres, dont les voyes urinaires ſe trouvoient abreuvées, & pour donner en même temps plus de conſiſtance aux ſucs trop ſéreux.

M. Locquet, qui vouloit bien nous faire

part, au moins tous les deux jours, de l'état des malades qu'on nous avoit confiés, nous apprit que le lendemain de notre départ, on avoit fouftrait à fes foins le malade, pour le mettre en d'autres mains. On fit imprudemment continuer au malade l'ufage des Eaux minérales, même à très-grande dofe; & il n'étoit pas poffible que, dans fon état, elles ne lui fiffent beaucoup de mal.

Ces Eaux étant un des plus puiffans diu-rétiques, elles ne pouvoient convenir à fa fituation, & elles ne devoient que l'épui-fer de plus en plus, comme nous l'avons annoncé dans nos Obfervations analyti-ques & médicinales.

Il étoit très-utile d'en faire ufage pen-dant un jour ou deux, pour difpofer le ma-lade à l'ufage du lait & au régime mucila-gineux. L'eftomac fe trouvant rempli d'a-cides & de crudités, il eft néceffaire de corriger ce vice avant que de faire ufage du lait & des incraffans.

Heureusement le malade eft retour-né à Béthune, fous la conduite éclairée de M. Cauvet, & on nous a affuré que le ré-gime que ce Médecin lui a prefcrit, donne tout lieu d'efpérer une parfaite guérifon.

IV. OBSERVATION.

M. Cauvet nous adreſſa en même temps le nommé Dupré, Marchand en la Ville de Béthune, dont la maladie étoit la ſuite d'une longue fiévre intermittente & accompagnée de vomiſſemens de tous les alimens qu'il prenoit, tant liquides que ſolides. Cet accident avoit pour cauſe l'obſtruction du pilore, qui paroiſſoit très-dur & ſaillant, comme nous nous en aſſurâmes M. Locquet & moi.

N'AYANT vu qu'une ſeule fois le malade, & ayant été obligé de partir pour Arras, on l'enleva le lendemain aux ſoins de M. Locquet. Nous étions convenu de lui faire adminiſtrer les Eaux ſans interruption & pendant un temps ſuffiſant. Il s'étoit ſenti ſoulagé dès le premier jour, & c'étoit le cas de le continuer; mais paſſé en d'autres mains, on les lui interdit, pour y ſubſtituer des remédes trop chauds & trop irritans, tels que le ſel d'abſinthe, l'eau de menthe & d'autres liqueurs ſpiritueuſes.

CES remédes eurent malheureuſement leur effet, & dans peu de jours le malade tomba dans l'état le plus déplorable. Les vomiſſemens recommencerent avec des douleurs cruelles à la région du pilore, accompagnées de hocquets continuels. La vie du malade étant prochainement menacée, on lui adminiſtra l'Extrême-Onction, n'étant pas en état de recevoir le Viatique, à cauſe des hocquets & des vomiſſemens.

ON vint alors nous ſolliciter de toutes parts de nous charger de nouveau de la conduite du malade ; nous réſiſtâmes d'abord aux ſollicitations, mais enfin ſur les aſſurances que le Médecin avoit abandonné le malade, & l'avoit condamné, nous nous rendîmes aux inſtances des perſonnes reſpectables, qui s'intéreſſoient au ſort du Sr. Dupré. Nous fîmes ceſſer l'uſage des remédes chauds qui avoient réveillé tous les accidens. Nous remîmes le malade à l'uſage des Eaux minérales. Il étoit alors neuf heures & demie du ſoir ; il commença à cet inſtant à en prendre à la doſe d'une once chaque fois, par la crainte qu'une plus grande quantité ne fatiguât l'eſtomac, & n'eût de la difficulté à paſſer. Il répétoit cette doſe de demi-heure en demi-heure.

NOUS la lui ordonnâmes à prendre enſuite de quart-d'heure en quart-d'heure, au cas qu'il ne ſouffrit point de peſanteur d'eſtomac, & nous lui preſcrivîmes pour alimens l'uſage de la gelée de viande.

LE lendemain nous allâmes vifiter le malade, qui fe trouvoit beaucoup foulagé. Les vomiffemens avoient ceffé ; le hoc-quet étoit beaucoup diminué ; la chaleur de la peau étoit beaucoup moindre, & la langue moins féche & plus humectée, le pouls étoit moins convulfif & plus régu-lier ; il avoit pris dans la nuit un peu de fommeil ; les douleurs cruelles qui avoient affectées le pilore, étoient beaucoup affoi-blies. Nous ordonnâmes la continuation des Eaux, en augmentant la dofe d'une de-mi-once ; l'ufage dela gelée de viande fut continuée, & nous ordonnâmes en même -tems des lavemens nourriffans.

LE troifiéme jour, à notre vifite du ma-tin, nous trouvâmes notre malade dans l'état le plus fatisfaifant, débarraffé des douleurs cruelles que lui avoient occafion-né les remédes fpiritueux & trop chauds qu'il avoit pris, & nous donnant des té-moignages de la plus vive reconnoiffance. Il prit ce jour-là un peu plus d'Eau miné-rale ; il continua la gelée de viande, & nous crûmes alors l'eftomac en état de re-cevoir un jaune d'œuf frais, délayé dans l'eau avec un peu de fucre, ce qui paffa très-bien.

A notre vifite du foir, nous prefcrivimes encore un jaune d'œuf pris de la même façon, de la gelée dans l'intervale & la continuation de l'Eau minérale pour tifanne.

Le cinquiéme jour, nous fîmes prendre un bain entier au malade, composé d'Eau minérale, modérément chauffée; il resta une heure & demie dans le bain; on le mit ensuite dans son lit, où il eut un peu de moëteur, qui acheva de diffiper le reste de ses douleurs.

Le sixiéme jour, à notre visite du matin, nous trouvâmes le malade dans le meilleur état. Les jaunes d'œuf, la gelée & les Eaux prises en plus grande dose, avoient très-bien passés, la nuit avoit été très-bonne; il avoit dormi six heures d'un sommeil très-tranquille; l'appétit étoit réveillé, & il nous dit qu'il se mouroit de aim.

Nous ordonnâmes la continuation de la gelée de viande & des jaunes d'œuf, & nous lui permîmes un potage.

A notre visite du soir, nous remarquâmes que tous ces alimens legers avoient très-bien passés, & nous permîmes encore un potage.

LE septiéme jour, à notre visite du matin, nous trouvâmes le malade très-gai,
très-content & très-satisfait ; son sommeil
avoit été de six heures de suite ; il demanda
un bouillon à son réveil, & se rendormit
ensuite ; ce second sommeil à été de trois
heures. Comme le malade se sentoit plus
de force, nous prescrivîmes la continuation des Eaux minérales & le même régime, & nous lui permîmes la promenade,
ce qu'il fit à quatre ou cinq reprises sur les
remparts de S. Pol, au grand étonnement
de toute la Ville.

LE huitiéme jour, nous ordonnâmes la
continuation des Eaux & du même régime,
& nous lui accordâmes une cuillerée de
vin de Tintot de temps en temps. Ce jour-
là il fit sa promenade beaucoup plus longue
& avec plus d'aisance.

LE neuviéme jour, la bonne situation
du malade étant toujours la même, nous
ordonnâmes le même régime, ainsi que le
dixiéme & le onziéme jours.

LE douziéme jour, le malade se sentant
en état de voyager, il partit avec sa femme
pour Béthune. Nous lui prescrivîmes l'exer-
cice du cheval avec un régime proportionné
à son état, & nous lui interdîmes l'usage des
remédes chauds & spiritueux.

Nous eûmes la satisfaction d'apprendre que sa santé devenoit meilleure de jour en jour, & ayant eu l'occasion de le voir, un mois après à Béthune, nous le trouvâmes dans l'état le plus satisfaisant. Nous lui prescrivîmes de rechef l'équitation & le même régime, & l'attention de choisir les alimens legers, de facile digestion, & de bon suc.

Nous présumons qu'il est parfaitement rétabli, s'il ne s'est pas écarté de la conduite que nous lui avons prescrite.

V. Observation.

La mort de Mademoiselle Delfosse de Béthune, arrivée à Saint-Pol, a donné lieu à la première calomnie. Nous n'avions pas vu la malade ; elle ne nous avoit point consulté ; nous ne lui avions rien ordonné. Nous fûmes très-surpris à notre retour d'Arras à Saint-Pol d'apprendre qu'elle étoit morte, & qu'on imputoit cet événement aux Eaux minérales, que quarante personnes au moins prenoient avec le plus grand succès.

Nous fîmes plusieurs recherches pour découvrir l'état & la situation de la malade, le régime qu'elle avoit suivi, & la cause de sa mort.

LA calomnie fut bientôt dévoilée , la vérité parut dans tout son jour , & elle fut
confirmée par les autorités les plus respec-
tables , tant de sa famille que de ses amis.
La liste exacte des personnes qui prennent
les Eaux de Saint-Pol , soit à la Ville , soit
à la campagne , que M. Coffin , Apothicai-
re , s'est chargé de tenir tous les jours , jus-
tifie pleinement que Mademoiselle Delfosse
n'a jamais fait aucun usage des Eaux.

IL est résulté de nos recherches , & toute
la Ville de S. Pol attestera qu'elle est morte
subitement d'une hémorragie. Une saignée,
l'usage des adoucissans , des béchiques , du
lait & le repos auroient probablement em-
pêché ce coup funeste.

NOUS avons tout lieu d'espérer , d'après
nos Observations , que les préjugés contre
les bonnes qualités des Eaux minérales de
Saint-Pol ne feront aucuns progrès , que
ces Eaux produiront toujours leurs bons
effets , quand elles feront employées pour
les maladies auxquelles elles feront propres , & que leur usage fera dirigé par un
Médecin attentif & instruit des principes
qui les composent. Il est prouvé par l'His-
toire & par les Observations des plus ha-
biles Médecins de l'Europe , que les Eaux
minérales , administrées à propos , font in-

finiment préférables pour les cures des maladies auxquelles elles font propres, à tous les remédes pharmaceutiques : ceux-ci ou ne guériffent, ou ne guériffent qu'imparfaitement, & en affoibliffant le malade, au lieu que l'ufage des Eaux minérales guériffent radicalement les maladies auxquelles elles font propres, quand cet ufage eft conduit & dirigé par un Médecin prudent & éclairé.

La découverte des Eaux minérales de Saint-Pol, eft donc un tréfor précieux que la nature fournit aux Habitans de cette contrée. Ce tréfor fera bienencore plus précieux (fi ce que nous efpérons de faire voir) les Eaux minérales que nous venons de découvrir à Gauchin, diftant d'un quart de lieue de S. Pol, ont les mêmes vertus que celles de la Fontaine de Midelbourg, & fi elles ont en outre l'avantage d'être tranfportables.

Il ne manquera rien alors aux vœux de la Province.

www.ingramcontent.com/pod-product-compliance
Ingram Content Group UK Ltd.
Pitfield, Milton Keynes, MK11 3LW, UK
UKHW031722170726
13836UKWH00001B/383